AF467345

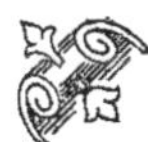

DIAGNOSTIC DIFFÉRENTIEL

DES

CANCERS DU FOIE

ET DES

FOIES CARDIAQUES

PAR

ÉMILE FLU

DOCTEUR EN MÉDECINE DE LA FACULTÉ DE PARIS

Ancien Interne de l'Asile de Sainte-Gemmes-sur-Loire.

PARIS

IMPRIMERIE DE LA FACULTÉ DE MÉDECINE

HENRI JOUVE

15, Rue Racine, 15

1891

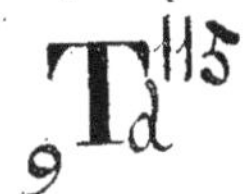
2 Td 115

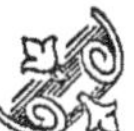

DIAGNOSTIC DIFFÉ[illegible]

DES

CANCERS DU FOIE

ET DES

FOIES CARDIAQUES

DON. 9079432

PAR

EMILE FLU

DOCTEUR EN MÉDECINE DE LA FACULTÉ DE PARIS

Ancien Interne de l'Asile de Sainte-Gemmes-sur-Loire.

PARIS

IMPRIMERIE DE LA FACULTÉ DE MÉDECINE

HENRI JOUVE

15, Rue Racine, 15

1894

Td 115
296

A MES VÉNÉRÉS PARENTS

A MON FRÈRE

A MES ANCIENS MAITRES

DE L'ÉCOLE D'ANGERS.

A MONSIEUR LE DOCTEUR PETRUCCI

DIRECTEUR, MÉDECIN EN CHEF

DE L'ASILE D'ALIÉNÉS DE SAINTE-GEMMES-SUR-LOIRE.

A MONSIEUR LE PROFESSEUR BROUARDEL

PRÉSIDENT DE THÈSE.

DIAGNOSTIC DIFFÉRENTIEL

DES CANCERS DU FOIE

ET DES

FOIES CARDIAQUES

INTRODUCTION

Il peut paraître surprenant, à première vue, de prendre comme sujet de thèse inaugurale une question de diagnostic.

De tels sujets demandent, pour être menés à bien, une longue expérience clinique que nous sommes malheureusement loin d'avoir acquise.

D'autre part, le point spécial de *pathologie hépathique* dont nous allons nous occuper — le Diagnostic différentiel des cancers du foie avec les foies cardiaques — suppose, étant donné la rareté relative de la première de ces affections, une longue série d'examens de *malades* que nous n'avons pas la prétention d'avoir fait.

Aussi, est-ce seulement sur les conseils de notre maître, M. Hanot, que nous nous sommes engagés dans cette voie délicate. Son appui bienveillant nous y a fait persévérer — qu'il nous permette de en remercier ici.

Il ne nous est pas permis d'oublier nos maîtres de l'Ecole d'Angers : nous les prions de vouloir bien recevoir l'assurance de notre profonde gratitude.

Nous manquerions à tous les devoirs de la reconnaissance si nous n'adressions à M. le docteur Petrucci, nos remerciments les plus vifs, pour les bons conseils qu'il n'a cessé de nous donner pendant nos deux années d'internat à l'asile de Sainte-Gemmes.

Nous prions M. le professeur Brouardel d'accepter nos remerciements pour l'honneur qu'il nous a fait d'accepter la présidence de notre thèse.

CHAPITRE PREMIER.

Si l'on se reporte aux auteurs qui, dans ces dernières années, ont publié des monographies sur les cancers du foie, nous voyons que le diagnostic différentiel des cancers hépatiques avec les foies cardiaques n'est pas indiquée.

La thèse de doctorat de Gilbert (1), le Traité des maladies du foie de Hanot et Gilbert (2), l'article de Chauffard, dans le traité de médecine (3), l'article de Rendu, dans le dictionnaire encyclopédique (4), n'en font pas mention.

C'est dans la thèse de doctorat de Parmentier (5) que se trouve indiquée pour la première fois à l'occasion de la cachexie cardiaque, la possibilité d'une erreur.

Tout récemment, dans une clinique publiée dans la *Semaine médicale*, de 1893 (6), M. Hanot, à propos d'un cas de cancer massif, dans lequel il a observé de la dyspnée hépatique avec palpitations, œdème, albuminurie, se pose nettement la question.

« Aussi, dit-il, en présence des symptômes énon-

(1) Gilbert. Thèse, Paris, 1886.
(2) Etude sur les maladies du foie, Hanot et Gilbert, Paris 1888.
(3) Traité de médecine, t. III.
(4) D. Dechambre, article Foie.
(5) Parmentier, thèse de droit, Paris. 1890.
(6) Semaine médicale, 8 novembre 1893.

cés plus haut, vous demanderez-vous, *tout d'abord,* si le malade n'est pas atteint d'affection cardiaque parvenue à la période d'asystolie ou mieux encore de cachexie. Et en effet, rien ne ressemble plus, de prime abord, au cancer du foie que certaines cardiopathies à leur phase terminale. Encore faut-il l'ensemble de certaines conditions qui ne se présentent pas toujours ou ne coexistent pas nécessairement. »

Il indique ensuite un certain nombre de symptômes fondamentaux sur lesquels nous reviendrons plus loin.

Si, d'autre part, on recherche dans les observations de Cancer du foie, publiées — et ces observations sont aujourd'hui nombreuses, — il est facile de reconnaître, qu'en clinique, l'erreur a été commise ; nous pourrions dire plus : la lecture de ces observations démontre que c'est l'erreur la plus souvent commise, au moins lorsqu'il s'agit du cancer massif ou du cancer avec cirrhose. Tantôt, cette erreur a persisté jusqu'à la mort ; tantôt, l'hypothèse d'une asystolie hépathique, après avoir été admise, tombe d'elle-même, en présence de la rapidité formidable des accidents cachectiques.

Nous rapporterons donc, en les résumant, un certain nombre de ces observations et nous y joindrons des cas personnels, de façon à prouver la légitimité du diagnostic différentiel que nous allons tenter.

OBSERVATION I (Hanot), résumée (1

Cancer massif du foie.

S..., 65 ans. — Antécédents nuls. Débuts de la maladie : 3 mois ; fatigue, œdème des jambes, augmentation du volume du ventre, douleurs dans les côtés. — A l'entrée (13 mai), maigreur et cachexie prononcées. Petite tumeur sous-claviculaire au niveau de laquelle on entend les deux bruits du cœur, le premier soufflant. Pouls isochrone ; artères dures ; arc sénile. Battements des carotides et *reflux des jugulaires.*

Cœur dévié ; pointe dans le 4e espace, à 4 cent. et demie en dehors du mamelon. Bruits énergiques ; *le premier est prolongé et soufflant; dans le deuxième espace, à gauche du sternum, petit souffle au premier temps.* Râles sous-crépitants aux deux bases ; un peu d'hydrothorax à droite.

Œdème des jambes plus marqué à droite.

Ventre volumineux, ascite et météorisme : foie énorme, débordant de plusieurs travers de doigt, s'étendant jusqu'à l'hypocondre gauche ; surface lisse et dure ; circulation collatérale apparente.

Urines abondantes, foncées, sans albumine.

Pas de fièvre. Appétit modéré, sans dégoût. Constipation.

Traitement : *eau-de-vie allemande, 20 grammes.*

Du 23 mai au 23 juin : alternatives de constipa-

(1) Hanot. Etudes sur les maladies du foie. Obs. III.

tion et de diarrhée ; selles décolorées ; signes cardiaques et pulmonaires stationnaires ; ponction de l'ascite permettant l'examen du foie. Cachexies progressive, rapide.

Mort le 26 juin.

Autopsie : Cancer massif du foie. Cancer secondaire des ganglions du hile et du sternum. Cœur : caillots blancs dans les cavités ; bord de la valvule mitrale épaissi, fibreux. Orifice aortique sain ; aorte athéromateuse.

OBSERVATION II (Jardet), résumée (1)

Cancer massif du foie.

Veaug..., 67 ans, entré le 13 mars à la Pitié, dans le service de M. Cornil. — Début : six semaines ; augmentation de volume du ventre, enflure des jambes.

A l'entrée : teint terreux, ascite considérable, œdème léger des membres inférieurs.

Pouls *fréquent, inégal. Mouvements du cœur sourds, rapides, irréguliers ; léger bruit de souffle à la pointe.*

Respiration gênée : obscurité des bruits respiratoires à la base.

Ventre tendu, saillant, avec ascite considérable. Après ponction, le foie est examiné : il est gros et dur.

Mort le 17 avril.

(1) Publiée dans Hanot. Etude sur les maladies du foie. Obs. VI.

Autopsie : Cancer massif en amande du lobe droit du foie. Cœur : cavités droites un peu dilatées.

OBSERVATION III (Marfan) résumée (1)

Cancer avec cirrhose.

D..., 53 ans, reçu à l'Hôtel Dieu, service de M. Bucquoy, dans un état de cachexie ultime. Œdème très prononcé des membres inférieurs et ascite considérable ; pas d'ictère. Le foie, difficile à examiner, paraît normale. Pas de tumeur épigastrique.

Au cœur, souffle systolique très net à la pointe. Râles sous-crépitants et obscurité à la base du poumon ; gargouillement trachéal.

En présence de ces symptômes, *on abandonne le premier diagnostic* porté à la consultation (cancer abdominal) *pour celui d'asystolie*. Mort dans la nuit.

Autopsie : Cancer primitif du foie avec cirrhose. Cancer secondaire de la veine porte et des poumons... Cœur normal.

OBSERVATION IV (Planchard), résumée (1)

Cancer avec cirrhose.

T..., 59 ans, entré à l'hôpital Saint-Antoine, service de M. Tenneson. Antécédents : rhumatisme articulaire aigu, eczéma. — Début : deux mois ; pert

(1) Publiés dans Hanot, *Etudes sur les maladies du foie*, obs. XX.

de l'appétit, digestions difficiles,diarrhée ; amaigrissement. Pesanteur dons l'hypocondre droit ; œdème des membres inférieurs, épistaxis.

A l'entrée (25 juin) : Teint cachectique, maigreur ictère des sclérotiques.

Abdomen distendu par de la tympanite et de l'ascite. Foie gros, dur, non déformé,

Au cœur, léger souffle systolique à la pointe. Congestion pulmonaire aux deux bases.

Urines rouge-brun, sans albumine.

Traitement : 30 gr. d'eau-de-vie allemande.

Les jours suivants cachexie rapide, pas de diurèse.

Mort le 7 juillet.

Autopsie : Cancer hépatique avec cirrhose. Cancer secondaire des poumons... Cœur normal.

OBSERVATION V. (Roger), résumée (1)

Cancer avec cirrhose

C..., 52 ans, entré le 20 avril 1886, dans le service de M. Landouzy. Antécédents sans valeur. Début : quelques semaines ; augmentation du volume du ventre ; douleur rétrosternale ; œdème des malléoles.

A l'entrée : facies cardiaque, pommettes rouges, varicosités faciales distendues, lèvres violacées, dyspnée considérable.

Œdème des membres inférieurs.

Abdomen très distendu ; réseau veineux développé ; ascite notable.

(1) Publiée dans Hanot, *Etudes sur les maladies du foie*, obs. XIX.

Foie hypertrophié.

Urines rares, rouges, sans albumine.

Cœur : *pointe dans le 5e espace ; double souffle aortique ; léger souffle d'insuffisance mitrale. Pouls de Corrigan. Double souffle crural. Pouls capillaire unguéal.*

Submatité à la base du poumon gauche et léger souffle. Râles de congestion disséminés aux deux bases.

Langue blanche, inappétence, constipation.

Diagnostic porté : Double lésion aortique avec insuffisance mitrale ; *foie cardiaque.* Iodure de potassium (Calomel).

Les jours suivants, ictère, épistaxis, purpura, dyspnée. Cachexie progressive avec délire et adynamie.

Mort le 4 mai.

Autopsie : Cancer primitif du foie avec cirrhose... Cœur : myocardite interstitielle. Insuffisance aortique très marquée. Rétraction et sclérose des piliers de la mitrale. Athérome de l'aorte et des coronaires.

OBSERVATION VI Reboul (Société anatomique 28 Janvier 1887).

Cancer secondaire du foie (Service du Docteur Gourbault à Ivry).

B..., 64 ans, à l'entrée asystolie. Congestion pulmonaire, œdème des membres inférieurs, albuminurie légère. Au cœur on perçoit un souffle systolique très

(1) Publiée dans Hanot, *Etudes sur les maladies du foie*, obs. XXI.

net à la pointe. Traitement, digitaline. Les jours suivants la cyanose s'accentue, congestion intense des deux bases pulmonaires, tympanisme, ascite légère, mort.

A l'autopsie, cœur gros, surcharge graisseuse, ventricule gauche hypertrophié. Les orifices valvulaires sont intacts. Cancer nodulaire du foie. Histologiquement c'est un épithéliome cylindrique. Le point de départ était un cancer des voies biliaires.

OBSERVATION VII Philippe (Société anatomique 19 Mai 1893).

Cancer primitif du foie avec cirrhose

G..., 78 ans, service du Dr Gourbault à Ivry. A l'entrée, œdème des membres inférieurs.

Tympanisme, ascite légère. Hydrothorax, Emphysème, toux et expectoration gommeuse.

Au cœur léger *souffle systolique se propageant vers l'aisselle*, ni arythmie, ni tachycardie. Urines colorées sans pigments anormaux. Pas d'albumine.

Traitement : Digitale.

Le diagnostic de cachexie cardiaque persiste pendant 10 jours. Cependant l'ascite augmente. Rapidement une diarrhée abondante et fétide s'établit, le lobe gauche du foie paraît considérablement hypertrophié.

A l'autopsie, myocarde feuille morte. Surcharge graisseuse du cœur, athérome des artères coronaires et de l'aorte.

Cancer du foie avec cirrhose.

OBSERVATION VIII

(Personnelle)

M..., blanchisseuse, 65 ans, entre le 15 Mai 1894 à l'hôpital Saint-Antoine, service du Dr Hanot. Rien d'intéressant à relever dans ses antécédents héréditaires.

Dans ses antécédents personnels on note une série d'accès de fièvre intermittente à 20 ans, un érysypèle de la face à 25 ans. Pas d'alcoolisme ni de syphilis.

Depuis trois ans dypsnée d'effort, pendant la marche, à l'occasion de la montée d'un escalier. De temps en temps les jambes enflaient le soir. Ces accidents disparaissaient par le repos. Depuis huit mois à cette oppression s'ajoutaient des palpitations fréquentes, mais en même temps survenaient des troubles digestifs qui allaient progressivement en s'accentuant.

Anorexie presque complète. Dégoût pour la *viande* elle était rejetée immédiatement après l'ingestion, soif vive, bouche amère. La malade ne tolérait plus que du lait et de la soupe.

En même temps constipation opiniâtre qui l'oblige à se purger à plusieurs reprises. Pas d'hématemèse ni de mœlena. Amaigrissement progressif et considérable, perte des forces, œdème des membres inférieurs.

La dypsnée faisant des progrès, la malade, qui souffre en même temps de violentes douleurs à l'épigastre, vient à l'hôpital.

Etat à l'entrée : Cachectique très accentué. Maigreur considérable. La physionomie exprime l'*indifférence* presque l'hébétude. Les téguments ont une coloration jaunâtre terreuse, œdème périmaléolaire léger. Les lèvres sont violacées. La langue étalée et blanchâtre, la bouche mauvaise, anorexie complète, soif vive, constipation opiniâtre.

Le ventre est météorisé et le tympanisme rend l'examen difficile.

L'estomac parait dilaté, on provoque la succussion dans la région de l'ombilic.

Le foie est gros, il déborde de 4 travers de doigt le rebord des fausses côtes. La matité hépatique commence à un travers de doigt au-dessous du mamelon.

Malgré le météorisme, cette matité est perçue sur une hauteur de 14 centimètres dans la ligne mamelonnaire.

La surface paraît régulière, mais sur son bord difficilement accessible, on sent une masse dure douloureuse à la pression, du volume d'une tête de fœtus.

La rate ne paraît pas grosse.

Pas d'ascite.

La malade est assez dypsnéique. R. 36.

L'examen du thorax montre de la submatité aux deux bases. A ce niveau on trouve de nombreux râles sous-crépitants fins aux deux temps.

Respiration complémentaire dans l'aisselle et sous les clavicules.

Pas d'expectoration, la malade tousse peu.

Cœur. — La pointe bat dans le 6ᵉ espace intercostal à 2 centimètres à gauche de la ligne mamelonnaire, à la pointe souffle râpeux commençant un peu avant la systole, le pouls est petit, mais régulier. Pas d'arythmie. Les artères radiales sont sinueuses et résistantes.

Les urines sont rares, sédimentaires, elles contiennent des traces d'albumine, un peu d'urobiline, pas de sucre.

En présence de ces symptômes, le diagnostic porté est celui d'insuffisance et rétrécissement mitral avec cachexie cardiaque, des réserves sont faites sur l'état du foie.

Traitement de l'asystolie : Eau-de-vie allemande digitale, ventouses sèches sur la poitrine. Régime lacté absolu, mais ce traitement n'amène aucune amélioration.

La cachexie fait des progrès rapides, la teinte jaune paille s'accentue, l'œdème augmente. De plus, de violentes douleurs abdominales accompagnées de coliques et d'une diarrhée abondante et fétide surviennent.

On admet le diagnostic de cancer du foie chez une cardiaque.

Le 29 mai, la langue se sèche, les urines deviennent purulentes, demi coma, la malade ne prend plus qu'un peu de lait.

Mort, dans le coma, le 2 Juin, 17 jours après son entrée à l'hôpital.

A l'autopsie, on trouve les lésions classiques d'une lésion mitrale ancienne, le myocarde est pâle, surchargé de graisse.

Les poumons sont congestionnés légèrement aux deux bases.

Le foie très volumineux a le caractère du foie muscade. Mais par contre, il existe un gros cancer ulcéré du pylore qui a envahi le duodénum sur une longueur de 6 centimètres. C'est cette masse qui, logée sous le foie, paraissait tenir à son bord antérieur.

OBSERVATION IX (personnelle

P..., 61 ans, concierge.

La malade a eu la fièvre typhoïde à 14 ans, symptômes d'éthylisme. Elle avoue boire 1 litre 1/2 de vin par jour, du vin de quinquina.

Il y a 4 ans elle a été déjà soignée à l'hôpital Saint-Antoine pour une « congestion du foie ».

Depuis cette époque elle a des pituites matinales, des vomissements après les repas, les digestions sont lentes et pénibles.

Epistaxis abondante il y a deux ans.

En août 1893, la malade s'aperçoit que son ventre augmente peu à peu de volume en même temps que ses jambes enflent.

Progressivement, à mesure que l'appétit diminue, la dyspnée apparaît, l'œdème des membres inférieurs gagne les genoux ; l'anorexie devient complète, la diarrhée survient et persiste ; la malade rend des matières jaunâtres extrêmement fétides.

Elle rentre à l'hôpital le 1er juin 1894.

Malade amaigrie, aspect cachectique.

Pommettes sillonnées de varicosités capillaires. Langue recouverte d'un épais enduit blanchâtre.

Le ventre est très volumineux ; une ascite considérable empêche l'examen des viscères par la palpation ou la percussion. La région splénique est douloureuse. On délimite dans l'aisselle gauche une zone de matité de 10 centimètres d'étendue en hauteur et qui paraît correspondre à une grosse rate.

La pointe du cœur bat dans le 6e espace intercostal.

Diamètre horizontal.......	14	centimètres
— vertical.........	11	
— oblique.........	15	

à la *pointe souffle systolique, doux en jet de vapeur, se propageant dans l'aisselle.*

Deuxième bruit claqué. A la base, dans la région de l'aorte, le premier bruit est sourd, le second bruit claqué.

Le pouls est petit, tendu. Les radiales sont athéromateuses. Dans la poitrine inspiration humée sous les clavicules ; aux deux bases en arrière : râles sous-crépitants fins aux deux temps, plus nombreux et plus masqués à droite. On constate en même temps de la submatité remontant jusqu'à 3 ou 4 travers de doigt au-dessous de l'angle de l'omoplate.

Urines rares, troubles, sans albumine, urobiline.

Le 16 juin, la dyspnée nécessite une paracentèse abdominale. On retire 16 litres de liquide. On trouve alors un foie énorme, dont la surface présente des masses inégales bosselées, plus nombreuses et plus accessibles dans le lobe gauche et de volume variable (marron-mandarine). Le bord inférieur descend à 4 centimètres au dessous de l'ombilic.

Le lendemain apparaît une phlegmatia alba dolens du bras droit.

Le diagnostic jusque-là hésitant entre foie cardiaque et cirrhose alcoolique ? est enfin porté après la ponction. Il est certain qu'il s'agit d'un cancer nodulaire du foie primitif ou secondaire.

OBSERVATION X (inédite, personnelle)

Cancer du foie, secondaire à un cancer de la vessie. Insuffisance mitrale.

Barba Cécile, âgée de 79 ans, entrée le 16 mai 1894, salle Grisolle, dans le service de M. Hanot.

Antécédents héréditaires. — Père mort à 75 ans de maladie inconnue ; mère morte en couches à 42 ans, après avoir eu six enfants.

Antécédents personnels. — La malade dit avoir eu des fièvres intermittentes à l'âge de treize ans. Depuis elle s'est toujours bien portée, et la ménopause s'est faite à 55 ans, régulièrement. A 60 ans elle eut une pneumonie.

Histoire de la maladie. — Le début de l'affection actuelle, paraît remonter à six semaines environ : la malade fut prise de constipation opiniâtre, avec douleurs abdominales, diminution de l'appétit, perte des forces, amaigrissement rapide. Elle remarqua aussi qu'elle portait dans le côté droit de l'abdomen une tumeur, sensible à la pression, mais elle n'y attacha point d'importance et ne consulta point de médecin.

Sur ces entrefaites, il y a un mois environ, survint subitement une hématurie : les urines, pendant quatre ou cinq jours, contenaient du sang, complètement mêlé à l'urine, sans caillots. — Quelques jours après, une nouvelle hémorrhagie, moins abondante, fut remarquée par la malade.

Depuis cette époque l'état général empira ; l'appétit disparut complètement et l'affaiblissement devint tel que la malade entra à l'hôpital.

Etat actuel. — 17 mai : L'aspect général relève d'une cachexie déjà avancée ; le visage est pâle, terreux ; les traits altérés expriment la misère physiologique. La peau est sèche, le cou amaigri, décharné, présente très exagérés les cordes musculaires du sternomastoïdien et les creux sus-claviculaires et sussternal. Le thorax et les membres sont émaciés, contrastant avec le volume de l'abdomen qui est au contraire augmenté. On note des artères dures et sinueuses aux tempes et aux poignets, l'arc sénile de la cornée est très apparent.

L'examen du ventre présente les signes suivants : toute la portion située à droite de l'ombilic, entre la base du thorax et l'aine, fait une saillie remarquable, plus prononcée que du côté gauche ; il n'existe pas de circulation veineuse collatérale.

A la palpation, on sent dans l'hypochondre droit une masse volumineuse, dure, remontant vers le rebord costal, dont elle parait cependant séparée par une dépression en forme de sillon transversal ; la sensibilité extrême de cette tumeur rend l'exploration difficile ; on reconnait néanmoins qu'elle est constituée par le foie, extrêmement hypertrophié. La matité hépatique remonte à deux centimètres au dessus du mamelon, au niveau de la 3e côte et descend sur la ligne mamelonnaire jusqu'à trois centimètres au dessous de l'ombilic. Le lobe gauche est moins hypertrophié, mais il déborde cependant de 3 travers de doigt l'appendice xyphoïde.

La surface du foie parait arrondie, unie sans bosselures.

Le reste de l'abdomen est occupé par l'intestin tympanisé et la sonorité empiète sur le bord gauche de la tumeur, dans le voisinage de l'ombilic.

La langue est rouge, très sèche, étalée ; l'anorexie complète, la soif vive ; une selle, provoquée par un lavement, montre des matières dures, foncées. Jamais de vomissements.

Les poumons sont sonores, sauf à leur partie déclive, où la sonorité est diminuée ; il existe aux deux bases et à la région moyenne, de nombreux râles sous-crépitants fins, symétriquement disséminés, signes manifestes de congestion passive. Pas de souffle.

Le cœur est augmenté de volume et la pointe bat

faiblement dans le 5e espace à 10 centimètres de la ligne médiane. On entend nettement *un souffle systolique à la pointe, propagé dans l'aisselle.* Les autres orifices ne présentent point de souffles. Le pouls est petit, fréquent, régulier (P 120).

Les urines sont peu abondantes, foncées, troubles, uratiques et legèrement albumineuses. Elles contiennent de l'urobiline mais pas de pigments biliaires.

Les jours suivants, la malade tombe dans un état adynamique grave, et ne se réveille de son abattement que pour se plaindre de son côté droit, où les douleurs se sont établies d'une façon permanente.

Le 3e jour après l'entrée, elle succombe dans le marasme.

Autopsie. — A l'ouverture de l'abdomen, on découvre le foie dont l'hypertrophie irrégulière répond aux signes fournis par l'examen clinique : le lobe droit est divisé transversalement par un sillon dû à une rétraction de la capsule d'enveloppe ; au-dessous de ce sillon, le foie présente une tumeur arrondie, épaisse de 3 à 4 centimètres, limitée inférieurement par le bord de l'organe qui est encore assez tranchant ; la surface est lisse ; on n'observe ni bosselures, ni marrons. Mais la coupe montre le tissu hépatique farci de nodositée blanchâtres, répondant à la description habituelle du cancer nodulaire secondaire.

La vésicule renferme une bile jaune rougeâtre, sans calculs.

Le poids du foie est de 2700 grammes.

Les ganglions voisins du foie ne sont pas dégénérés ; mais ceux du mésentère sont hypertrophiés.

La rate pèse 140 grammes et ne présente rien d'anormal.

Les reins, peu volumineux, pèsent 315 grammes; leur substance corticale est réduite, les artères béantes à la coupe, la capsule assez adhérente.

Les poumons très congestionnés et lourds, ne renferment pas de points hépatisés, ni de noyaux de cancer secondaire.

Le cœur, dilaté et hypertrophié au niveau de son ventricule gauche, pèse 350 grammes ; on remarque sur la valvule mitrale des plaques athéromateuses, de l'épaississement du bord valvulaire, et de la rétraction des piliers ; l'orifice est réellement insuffisant.

Enfin, l'ouverture de la vessie montre le point de départ du cancer : la cloison vésico-vaginale porte une tumeur friable, large de 3 centimètres, épaisse de 2 centimètres, non ulcérée et n'ayant point envahi l'utérus.

Si nous reprenons en bloc les observations précédentes, nous voyons que l'erreur de diagnostic a pu être commise sur 10 cas.

2 fois dans le cancer massif,

5 fois dans le cancer primitif avec cirrhose,

2 fois dans le cancer nodulaire (primitif ou secondaire).

1 fois par suite de la coexistence d'un cancer de l'estomac, chez une femme ayant de l'asystolie hépatique.

Le cancer avec cirrhose est donc la forme de cancer primitif du foie qui prête le plus aux erreurs de diagnostic.

Dans 9 observations, l'autopsie a été pratiquée. Chez tous les malades, les signes sthéthoscopiques ou physiques observés pendant la vie, avaient fait admettre une lésion du cœur. Dans quatre cas seulement la lésion existait ; dans les cinq autres, ou bien le cœur était normal, ou il était le siège de lésions vulgaires, dues à l'âge des malades en particulier. Les bruits du souffle étaient donc dans les cinq cas suivant la pathogénie aujourd'hui classique du professeur Potain, des bruits à siège extracardiaque.

Il nous faut encore, croyons-nous, établir une autre distinction.

Dans quatre observations on avait affaire à des malades à lésion cardiaque et cancer coexistant, soit hépatique, soit stomacal. On sait combien sont difficiles en clinique les interprétations de symptômes se rattachant à des maladies différentes, évoluant en même temps. Une tendance naturelle de l'esprit pousse à rattacher tous les faits observés à un même principe causal.

L'erreur est donc dans ces cas plus facile, mais elle n'est que partielle.

Dans cinq cas au contraire, on avait affaire à des malades chez lesquels tous les symptômes relevaient d'une même cause ; le cancer du foie : l'erreur a donc été totale.

Nous n'avons guère pu, à part peut-être l'observation VII pour établir la nécessité du diagnostic différentiel des cancers du foie avec les foies cardiaques, nous n'avons guère pu apporter que des observations de cancers du foie simulant l'asystolie hépatique. Est-ce à dire que l'erreur inverse n'a pu être commise et qu'on n'a pas, souvent, pris des foies cardiaques chez des cardiaques cachectiques pour des cancers du foie ? Nous sommes convaincus qu'il en a dû être souvent ainsi. Mais tandis que les observations du cancer du foie, relativement rares, sont souvent publiées, il n'en est pas de même des cas de cachexie cardiaque, relativement plus fréquents. Les recueils d'observations, le bulletin de la Société anatomique par exemple, ne rapportent guère d'observations de cachexie cardiaque assez complètes pour être utiles au point de vue qui nous occupe.

Quelles sont donc les causes qui ont porté souvent des cliniciens éminents à des interprétations erronées. Nous ne pouvons mieux faire, pour en donner une idée, que de rapporter le passage de la thèse de Parmentier, relatif à la cachexie cardiaque (1).

« Il est des cardiaques profondément amaigris, à la face pâle et d'une teinte terreuse, aux membres inférieurs légèrement œdematiés. Chez eux l'appétit est languissant, la langue est humide, recouverte d'un enduit saburral ; les éructations, parfois les vomissements les tourmentent ; la constipation est de règle : de temps en temps, elle fait place à une diarrhée séreuse abondante que rien ne peut arrêter, la soif est alors vive.

L'oppression est plus ou moins marquée ; la

(1) Parmentier, loc. cit., p. 89.

toux n'existe que par intervalles. Quelques râles à la base des poumons, de l'affaiblissement du murmure vésiculaire avec un peu de matité : tels sont les signes pulmonaires.

Des muqueuses décolorées, de la céphalalgie des bourdonnements d'oreilles et surtout un état de vague cérébral tout particulier, des souffles dans les vaisseaux du cou : voilà les signes de l'anémie.

Tantôt le ventre est énorme, il existe une ascite abondante et du tympanisme. Tantôt il est à peine augmenté de volume : l'absence d'ascite, l'amaigrissement et la flaccidité des parois abdominales, permettent d'apprécier le volume du foie ; il s'étend au-dessous du rebord costal et même au-delà de l'ombilic. Douloureux à la pression, parfois animé de battements, il est dur, à bord mousse à surface régulière ou granuleuse. Le malade debout a une sensation de tiraillement au niveau du dos, de pesanteur à l'hypochondre droit ; couché, il se trouve mieux, quoique l'hypertrophie du foie gêne encore la respiration.

L'urine est rare, légèrement albumineuse, très chargée d'urates, de chlorures, de phosphates. Médiocre en urée (le malade ne mange guère) et surtout très colorée. Elle renferme beaucoup d'urobiline, de pigments modifiés. Le chiffre des globules rouges est abaissé à 3,000,000 et même 2,000,000 par millimètre cube. Celui des globules blancs n'est pas augmenté.

Le cœur gros, dilaté et hypertrophié, fait entendre un bruit de souffle à l'orifice mitral ; ou bien les battements sont tumultueux, irréguliers ; le pouls petit, misérable.

Tel est l'aspect sous lequel se présentent quelques cardiaques. C'est un mélange de la cachexie cardiaque d'Andral et de la cachexie hépatique. Cachexie et gros foie, voilà de quoi faire admettre un cancer, et cette erreur est commise.

Qu'on n'objecte pas qu'il y a un souffle au cœur de l'albumine dans l'urine, de l'œdème des jambes. Ce sont là des signes que l'on rencontre dans les anémies, dans les hydropisies cachectiques.

L'ascite trouvera son explication dans une gêne de la circulation porte, dans une compression de la veine porte, par des ganglions cancéreux. Les troubles digestifs ne sont pas rares dans le cancer ; au besoin, on dira que le cancer du foie est secondaire à un cancer de l'estomac. Quant au subictère, n'est-ce pas le témoin de l'insuffisance hépatique ? »

On voit donc combien il importe d'établir les symptômes qui ont quelque valeur pour faire le diagnostic dans ces cas délicats.

C'est, maintenant, ce que nous allons tenter.

CHAPITRE II

Etude des Symptômes

Nous exposerons d'abord les symptômes appareil par appareil. L'opposition des détails nous permettra de montrer quelle sera la *valeur* respective de chacun d'eux, dans l'appréciation d'un fait donné.

Sans doute ce procédé, énonçant à la suite des manifestations qui ne se rattachent pas directement les unes aux autres, est aride et en quelque sorte décousu.

Mais il importe, tout d'abord, de préciser autant que possible les bases du diagnostic différentiel, avant de rapprocher dans une vue d'ensemble les formes cliniques du foie cardiaque et du cancer du foie.

Nous nous réservons d'ailleurs, dans un court chapitre terminal, de tenter ce rapprochement.

A. Tube Digestif

Le foie joue un rôle tellement important dans l'acte de la digestion et dans la nutrition générale, que le moindre trouble apporté à ses fonctions retentit sur tout l'appareil digestif ; aussi toute lésion hépatique, depuis la simple congestion jusqu'aux dégénérescences néoplasiques, s'accompagne-t-elle fatalement de troubles digestifs. Ces derniers ont assurément une pathogénie complexe et reconnaissent des causes variables suivant la lésion hépatique : mais un facteur dominant est toujours là, précoce et inévitable, compromettant dès le début l'équilibre des fonctions gastro intestinales : c'est le ralentissement de la circulation du foie, l'hypérémie de la glande.

Cette hypérémie, nous la retrouvons au premier chef dans le foie cardiaque ; mais elle existe également dans le cancer. Dans le foie cardiaque, elle est tout ; conséquence elle-même de l'insuffisance du cœur droit, elle commande toute la symptomatologie de l'hépatocardiopathie et, par son intensité et sa persistance, elle prépare le processus cirrhotique, qui dominera la scène en faisant du « cardiaque » un « hépatique »,

Sans tenir la même place prépondérante dans les néoplasmes du foie, la congestion y existe néanmoins dans une certaine mesure et l'anatomie pathologique nous révèle autour des noyaux tant primitifs que secondaires, une zône d'hypérémie capillaire, qui ne peut manquer de jouer son rôle dans les troubles fonctionnels de la glande et par là de retentir sur le tube digestif.

Aussi pouvons-nous rapporter en grande partie à cette congestion du parenchyme hépatique les troubles digestifs si fréquents et si nombreux, que l'on constate dans le foie cardiaque et dans le cancer du foie : de part et d'autre ils relèvent de l'hypérémie habituelle de la muqueuse du tube digestif et du catarrhe chronique qui en est la conséquence ; peut-être faudrait-il y ajouter aussi la gêne apportée aux mouvements intestinaux par la sécrétion d'une bile anormale (Frerichs).

L'appareil digestif nous présente donc dans les deux affections qui nous occupent, une série de symptômes communs, variables assurément suivant les cas, mais en aucune façon pathognomoniques : c'est ainsi que nous rencontrerons, soit chez le cardiaque à gros foie, soit chez le cancéreux hépatique à néoplasme encore latent : de l'anorexie, une langue pâteuse et saburrale, des nausées, parfois des vomissements, de la pesanteur stomacale, de la flatulence, des éructations, du tympanisme, tantôt de la constipation, tantôt de la diarrhée. Ces symptômes perdent encore de leur valeur diagnostique, si l'on réfléchit que dans certains cas on pourra se trouver en présence d'un foie cardiaque chez un individu porteur d'un néoplasme gastro-intestinal : tel est justement le fait auquel se rapporte notre observation VIII (personnelle).

Est-ce à dire que nous devions rejeter en bloc tous les symptômes tirés de l'appareil digestif ? Non, car parmi eux, il en est qui, analysés de près, peuvent fournir quelque enseignement utile : nous voulons parler surtout de *l'appétit* et de l'état des *selles*.

A) *Appétit.* — Dans le foi cardiaque, qu'il s'agisse de l'asystolie à prédominance hépatique ou de l'asystolie hépatique vraie, l'appétit est toujours altéré, irrégulier et capricieux, nous dit Parmentier. A la période de cachexie cardio-hépatique, il est toujours très affaibli, le malade évitant de préférence les graisses et la viande, de digestion laborieuse, et gardant parfois quelque appétence pour des aliments plus légers.

Dans le cancer du foie, nous trouvons également l'appétit en défaut, mais d'une façon toute différente. Ici l'anorexie est précoce, absolue, implacable. Le cardiaque nous présentait bien parfois des velléités d'alimentation, momentanées il est vrai, mais sincères et dérivées d'un véritable sentiment de faim ; et s'il n'y cédait point, c'était moins par dégoût des aliments que par crainte d'une digestion pénible et de ses conséquences : douleurs, flatulence, augmentation de l'oppression, nausées, vomissements.

Chez le cancéreux, au contraire, c'est le dégoût vrai, l'horreur de la viande, même en pensée ; « les aliments perdent toute saveur et inspirent une répulsion invincible ; certains malades finissent par se soumettre à une diète absolue. » (Hanot). Et si à cette règle capitale, formulée par tous les auteurs, nous cherchons des exceptions, nous n'en trouvons guère qu'une, signalée par M. Hanot (1) dans un cas de cancer massif du foie où l'appétit était augmenté ; exception à laquelle notre maître n'enlève du reste nullement son caractère d'extrême rareté.

(1) Hanot, *Troubles de l'appétit dans le cancer de l'estomac et le cancer du foie*. Archiv. génér. de médec., 1893.

b) *Selles.*—Constipation et diarrhée peuvent s'observer avec une égale irrégularité dans le foie cardiaque ou dans le cancer du foie ; souvent même les deux phénomènes se substituent l'un à l'autre, sans raison apparente et perdent par là toute valeur diagnostique. Tout au plus, si nous nous en tenons à des considérations de fréquence, pouvons-nous dire que la constipation est plus habituelle chez les cancéreux hépatiques (cancers primitifs) et que c'est de préférence chez les cardio-hépatiques qu'on observe les alternatives de constipation et de diarrhée, diarrhée durant 3, 5, 8 jours et présentant cette particularité intéressante « de résister au bismuth, aux opiacés et de cesser au contraire dès que l'on dirige ce traitement contre l'affection cardiaque et la congestion du foie. » (Parmentier).

Les selles peuvent parfois présenter un caractère important, sur lequel nous devons insister : car il prévaudra singulièrement en faveur d'un cancer hépatique, lorsqu'on aura l'occasion de le constater : c'est *la décoloration des fèces en l'absence d'ictère.*

On sait que ce signe est révélateur d'un trouble grave de la fonction biligénique, de l'*acholie pigmentaire (1)*, comme l'a appelée M. Hanot. Cette acholie n'est point pathognomonique du cancer : elle peut se rencontrer également dans les cirrhoses, dans le débat actuel, elle a une valeur exceptionnelle, car elle n'a jamais été signalée dans le foie cardiaque.

(1) Hanot. Arch. génér. de médec., 1885.

Indice d'une lésion profonde de la cellule hépatique, qui est devenue incapable de fabriquer du pigment biliaire et qui décrète une bile incolore, cette acholie pigmentaire devra, pour être légitime, ne s'accompagner d'aucun des signes habituels de l'ictère classique : la peau, les muqueuses, les conjonctives ne porteront pas traces de jaunisse, le verre de Gmelin ne révèlera aucune réaction des pigments biliaires ; seules les fèces seront blanches, décolorées, souvent fétides.

c) *Etat du foie.* — Gros foie et cachexie : tel est le syndrôme clinique, qui, constaté chez un malade présentant ou non des signes cardiaques, peut éveiller dans l'esprit du médecin l'hésitation entre le foie cardiaque et le cancer hépatique.

Voyons tout d'abord s'il est possible de tirer quelque enseignement utile de l'examen physique du foie, si cette hépatomégalie, étudiée de part et d'autre, ne présente pas des caractères différentiels suffisants pour éclairer notre diagnostic. Cette première question jugée, nous analyserons ensuite la valeur des autres symptômes tirés des différents appareils.

Nous pouvons immédiatement éliminer certaine forme de cancer hépatique pour laquelle la confusion n'est point permise, lorsqu'on poùrra, ainsi que nous l'avons supposé dans ce chapitre, se rendre compte du volume de l'organe : nous voulons parler de la forme *atrophique* du cœur *avec cirrhose* : ici le foie cancéreux est petit, caché sous les côtes, ou même de volume normal ; il est évident que, dans ce cas, l'hypothèse de foie cardiaque sera d'emblée rejetée, même si l'on observe en même temps des signes cardiaques (1) ; et si une erreur de diagnostic est commise dans ces conditions, ce n'est pas le foie cardiaque qui en fait les frais, mais plutôt la cirrhose atrophique vulgaire à marche rapide : nous n'avons pas à traiter ce point délicat de pathologie hépatique.

Nous restons donc dans notre première hypothèse, qui est d'ailleurs le cas habituel : le foie est hypertrophié, il déborde franchement le rebord costal.

Si l'hypertrophie porte uniformément sur tout l'organe, et pour chacune de ses parties proportionnellement au volume de celles-ci, si par conséquent on trouve un lobe droit très volumineux, descendant dans la fosse iliaque, un lobe gauche également augmenté mais ne dépassant pas l'ombilic ; si la surface de l'organe est lisse, rénitente, élastique ; si son bord est épaissi, mais régulier, sans nodosités ni encoche, si enfin, (le fait est rare mais significatif), la palpation révèle au niveau de la glande des battements pulsatiles, isochrones aux battements du cœur, — il est vraisemblable que l'on a affaire à un foie congestionné par une insuffisance cardiaque ; nous disons vraisemblable, sans être plus affirmatif, car ces caractères, sauf la pulsatilité, ne sont que des signes de présomption.

(1) Voir l'observation III, où l'erreur a été commise, par suite d'examen insuffisant.

Par contre, si le foie n'est hypertrophié qu'au niveau de son lobe gauche, le droit ayant gardé son volume normal, si la surface de la partie découverte est d'une dureté pierreuse, ligneuse, ou parsemée de nodosités, de bosselures, si le bord est sinueux, bourrelé, — on doit incliner vers l'hypothèse de néoplasme hépatique.

C'est en vérité le cancer massif du foie qui prêtera le plus à la confusion, lorsque les signes précédents seront incomplets ou frustes. Aussi devra-t-on, en dernière analyse, retarder son diagnostic jusqu'à un examen ultérieur, et mettre à profit un dernier signe auquel M. Hanot attache une importance capitale, savoir : *le mode d'accroissemcnt du foie.*

Un des caractères les plus curieux du gros foie cardiaque, c'est qu'il est *mobile dans son hypertrophie.* Augmentant rapidement à l'occasion d'une attaque d'asystolie ou pendant une série de crises successives, il diminue d'une façon très appréciable lorsque le traitement approprié amende les phénomènes congestifs en rendant au cœur une énergie suffisante : en un mot, ce foie « accordéon » (Hanot) croît et décroît avec les progrès et l'amélioration de la maladie.

Bien différent est le foie cancéreux ; lui, ne rétrocède jamais ; son accroissement est progressif et rapide ; il grossit à vue d'œil. Aussi ne devrait-on jamais négliger d'appliquer le procédé suivant, que recommande expressément notre maître, M. Hanot. On fixe par un trait au crayon de nitrate d'argent un des points de la paroi abdominale où affleure le bord inférieur de l'organe ; quinze jours, trois semaines après, on délimite de nouveau le foie et l'on constate que son bord est descendu de plusieurs centimètres au-dessous du trait. « Quoi qu'il en soit dans les cas douteux, demandez crédit de quelques jours avant de vous prononcer et recourez au petit artifice précédent. En plusieurs cas assez obscurs d'abord, on arrive à porter bientôt avec assurance un diagnostic que l'évènement justifie » (1).

D. — *Ictère, Ascite, Œdèmes.* — A l'examen du foie, se rattache dans toute question de séméiologie hépatique, l'étude de trois symptômes, dont nous voulons dire ici quelques mots, bien que, au point de vue du diagnostic actuel, ils nous paraissent de médiocre valeur : nous voulons parler de l'ictère, de l'ascite et des œdèmes.

Toutes les variétés d'ictère ont été constatées chez les cardio-hépatiques : ictère vrai, subictère hémaphéique, ictère grave.

Il en est de même dans le cancer du foie : mais ici la fréquence du symptôme dépend de la forme : absent dans le cancer massif, il ne se montre que dans le cancer nodulaire, primitif ou secondaire, sous forme de subictère (1/3 des cas), soit comme ictère vrai (1/3 des cas). L'existence d'un ictère fera donc rejeter l'hypothèse du cancer, lorsque la palpation du foie, faite dans de bonnes conditions, per-

(1) Hanot. *Sem. méd.*, 1893. Cancer pseudo-fluctuant du foie.

mettra d'éliminer le cancer nodulaire, le seul qui puisse s'accompagner de jaunisse.

La fréquence de l'ascite est impossible à déterminer dans le foie cardiaque, aussi bien que dans le cancer du foie : à cela rien d'étonnant, puisque de part et d'autre peuvent se présenter les multiples causes de l'épanchement péritonéal : compression de la veine porte ou de ses rameaux, périhépatite, péritonite, dyscasie sanguine, asthénie cardiaque. Aussi ne tirerons-nous que des conclusions très réservées de la constatation de l'ascite : notons seulement, pour nous en servir comme signes de présomption, que l'ascite est plus mobile dans le foie cardiaque, suivant parallèlement les vicissitudes de l'œdème et de l'albuminurie ; et que d'autre part, elle est exceptionnelle dans le cancer massif.

Ce que nous venons de dire de l'ascite, nous pourrions le répéter de l'œdème. S'il est banal de rencontrer chez l'asystolique vulgaire des œdèmes étendus, progressivement envahissants suivant l'affaiblissement du cœur, il ne faut pas oublier que chez les cardio-hépatiques, qui font de la véritable asystolie hépatique, l'œdème manque souvent soit aux membres inférieurs, soit au visage ; et que dans cette forme, la sécheresse des membres ne diffère point de ce que l'on voit chez le cancéreux, où l'œdème n'apparaît généralement qu'à la phase de cachexie ultime.

Nous ne chercherons donc point à tabler sur ce

symptôme pour guider notre diagnostic : la tentative serait téméraire ou artificielle.

B. — CŒUR ET POUMONS

Cœur. — Les symptômes tirés de l'auscultation du cœur, ont été dans la plupart des observations que nous signalons plus haut, la cause de l'erreur ou de l'incertitude du diagnostic.

Très fréquemment en effet, 5 fois sur 9 cas, l'existence d'un bruit de souffle de la pointe coexistant avec un gros foie, a fait admettre l'insuffisance cardiaque. A l'autopsie, cependant, le cœur était sain.

Il semble donc que dans le cancer hépatique, pour des raisons faciles à concevoir (augmentation de volume du foie amenant des déplacements du cœur dans divers sens, refoulement des poumons), les bruits de souffle extracardiaques soient fréquents. Mieux connus aujourd'hui, depuis les travaux du Professeur Potain et de ses élèves, les bruits de souffle extracardiaques seront sans doute à l'avenir plus facilement distingués des lésions orificielles. Un observateur prévenu de leur fréquence au cours des lésions hépatiques à gros foie, ne s'en tiendra pas à l'auscultation seule. Il étudiera, avec le plus grand soin, la forme du cœur, la situation de la pointe, l'étendue de la matité précordiale, il recherchera le frémissement, la propagation des bruits de souffle, leur modification par les mouvements respiratoires.

Nous ne pouvons entrer ici dans les détails de ce diagnostic différentiel, aujourd'hui classique.

Nous ferons remarquer toutefois que dans la plupart des observations rapportées plus haut, les différents caractères que nous venons d'énumérer n'ont pas été notés.

On sait en outre que bon nombre d'affections hépatiques, surtout lorsque le symptôme douleur est très marqué, retentissent avec facilité, par la voie réflexe pulmonaire, sur le cœur droit (Gangolphe Potain) provoquant soit des bruits stéthoscopiques anormaux (bruit de galop, bruits de souffle du 2e temps à l'artère pulmonaire), soit même des crises d'asystolie.

La connaissance de ces faits fera hésiter parfois, mais l'évolution rapide de ces divers accidents, leur atténuation parallèle à celle de l'affection hépatique, lèvera d'ordinaire, le doute, après quelques jours d'observation.

Quand la lésion orificielle du cœur existe parallèlement le doute est encore plus grand. On ne devra cependant pas oublier qu'on n'entre pas d'emblée dans la période cachectique de l'asystolie, que l'insuffisance cardiaque permanente n'est pas l'œuvre d'un jour ; que longtemps avant l'apparition des accidents systoliques d'allure cachectique, le malade ressentait déjà les premiers symptômes d'une lésion orificielle ou myocarditique mal compensée, que le plus habituellement des crises plus ou moins marquées d'asystolie ont amenée progressivement à l'insuffisance définitive.

Dans les cas où à la lésion cardiaque vient s'ajouter un facteur passé morbide hépathique, alcoolisme, cholélithiase) qui tend à faire d'emblée l'asystolie dans le foie ; il est rare que ces phénomènes d'hyposystolie, dont un interrogatoire patient démontrera l'existence, n'aient pu attirer l'attention du malade.

Il en est de même dans certaines cardiopathies sans souffle d'insuffisance fonctionnelle des orifices et nous pourrions répéter à leur propos ce que nous venons de dire des lésions valvulaires franches.

Enfin, l'influence du traitement cardiaque amenant soit la guérison complète, soit une amélioration passagère, servira souvent pour le diagnostic différentiel entre une asystolie hépathique et un cancer du foie à marche fatalement progressive.

Poumons. — L'exagération du volume du foie, la présence fréquente d'une zône de congestion à la base du poumon droit au cours des affections hépatiques, vraisemblablement aussi, des auto-intoxications provoquées par le mauvais fonctionnement de la glande, amènent souvent des accidents dyspnéiques, qui peuvent simuler la dyspnée des asystoliques. C'est à ce syndrôme qu'on a donné en clinique le nom de dyspnée hépatique. Ces accidents peuvent être assez marqués, assez pénibles pour forcer l'attention en dominant le tableau symptomatique. Il existe cependant des différences notables à l'examen physique de la poitrine dans les deux cas.

Chez le cardiaque, la congestion passive des deux bases est bilatérale. La présence de râles sous-crépitants fins aux deux bases, dans une étendue plus ou moins considérable est un signe sur lequel M. Hanot insiste beaucoup ; car il attire l'attention sur le cœur, si la lésion valvulaire a passé inaperçue à un premier examen.

En dehors de complications (infarctus), en dehors de tout phénomène urémique, la dyspnée du cardiaque est progressive et l'on peut dire qu'elle progresse en même temps que s'étendent les phénomènes stéthoscopiques.

Au contraire, chez le malade atteint de dyspnée hépatique, l'observateur est frappé de l'unilatéralité de la lésion qui siège toujours à droite, de la médiocrité des symptômes physiques constatés dans le thorax ; le constraste est frappant entre l'intensité de la dyspnée et le peu d'importance des signes tirés de l'auscultation et de la percussion.

En l'absence de maladies aigues infectieuses, cette dyspnée sine materiâ ne peut guère se rencontrer que dans deux catégories de faits : les intoxications, l'urémie en tête, ou la dyspnée hépatique.

Le départ de ce qui revient au foie sera donc habituellement facile.

C. Accidents cérébraux.

Nous n'en dirons qu'un mot, nous voulons simplement rappeler l'état d'esprit des malades atteint de cancer du foie. M. Hanot, dans une clinique (1) récente, insiste sur cette sorte d'apathie, d'indifférence que présentent les cancéreux hépatiques.

Cette sorte de déchéance intellectuelle est précoce. Elle est spéciale au cancer de foie, elle évolue avec rapidité de même que la déchéance physique.

Son existence dans l'asystolie hépatique est tout à fait exceptionnelle. Elle ne rappelle que de très loin le délire plus ou moins actif de certains cardiaques.

D. Urines.

On sait combien le syndrôme urologique joue un rôle important dans la symptomatologie et le pronostic des affections hépatiques ; les quatre grandes fonctions cliniques du foie, uréogénique, chromogénique, glycogénique et antitoxique se troublent dès que la circulation hépatique est modifiée ou que la cellule glandulaire est touchée : ces perversions fonctionnelles se reflètent dans la composition des urines, et ici, plus qu'ailleurs, la clinique trouvera un guide précieux dans les analyses du laboratoire.

Nous ne voulons pas exposer l'urologie complète des deux affections hépatiques qui nous occupent :

(1) *Semaine médicale*, 1893.

d'une part, beaucoup de points leur sont communs, relévant ici et là de causes analogues : congestion du foie, altérations cellulaires dues à un processus cirrhotique, etc. ; d'autre part plusieurs de ces caractères sont tellement variables dans l'un ou l'autre cas qu'il est impossible d'en tirer profit pour le diagnostic différentiel.

C'est ainsi que nous laisserons de côté : les caractères organoleptiques des urines (quantité, couleur, densité, odeur) qui présentent toutes les variétés aussi bien dans le foie cardiaque que dans le foie cancéreux ; la glycosurie alimentaire, qui observée fréquemment dans le foie cardiaque, s'est également rencontrée dans certains cas de cancer hépathique ; l'urobilinurie, plus fréquente peut-être chez les cardiohépatiques, mais possible aussi chez les néoplatique ; la présence des pigments biliaires, dont la constatation inhabituelle mais observée cependant se rattache à l'existence d'un ictère biliphéique, or nous savons que l'ictère peut se montrer pendant les attaques d'asystolie de certains cardio-hépatiques (1), et nous savons ou qu'il est également possible dans le cancer du foie, surtout dans la forme nodulaire (1/3 des cas).

Nous avions pensé que les modifications quantitatives importantes des urates, chlorures et surtout des phosphates constatées par Parmentier dans les urines des cardiohépatiques pourraient être opposées

(1) Parmentier,

à ce que l'on rencontrerait dans les urines des foies cancéreux : mais nous n'avons pu trouver aucune indication à ce sujet dans les auteurs classiques, et faute d'analyses, nous laissons la question en suspens.

Quels sont donc les signes urologiques sur lesquels nous nous appuierons pour éclairer le diagnostic ? Ces signes au nombre de deux, nous paraissent d'une valeur réelle et ne devront jamais manquer d'être recherchés avec soin : ce sont le *taux d'urée* et l'*albuminurie*. Un troisième, peu connu encore. mais intéressant et digne de recherches complémentaires, sera esquissé à la fin de ce chapitre : c'est la *toxicité urinaire*.

A) *Urée*. — L'uréogénie est presque toujours diminuée chez les néoplatiques et l'hypoazoturie qui en résulte avait tout d'abord été considérée comme un signe capital du cancer, témoignant, ainsi que le pensait Rommelaere, d'une viciation profonde de la nutrition intime. Cette théorie, excessive dans son interprétation, a été ramenée à de plus justes limites par M. A. Robin, qui a démontré que l'uréogénie des cancéreux était régie par des facteurs nombreux et que parmi ces facteurs, l'alimentation occupait la première place : il faudra donc toujours tenir compte dans l'estimation, de l'hypoazoturie d'un cachectique de son degré d'alimentation.

Cette réserve faite, il n'en subsiste pas moins que chez les cancéreux *hépatiques*, l'hypoazoturie atteint sauf de très-rares exceptions (1), un degré extrême et

(1) Letulle. — Dans un cas de cancer hépatique primitif, le taux de l'urée est resté normal.

persistant ; et s'il est incontestable que, dans ces cas. l'inanition due à l'anorexie et aux troubles digestifs, joue un rôle important ; il n'en est pas moins vraisemblable que la suppression anatomique et fonctionnelle d'un vaste territoire hépatique dégénéré ait aussi sa part dans cette énorme diminution de la fonction uréogénique : il n'y a guère que le cancer du foie qui puisse faire tomber le taux de l'urée éliminée en 24 heures à des chiffres tels que, 4, 2 grammes, parfois même 0,50 centigrammes (1).

En regard de ces résultats significatifs, que trouvons-nous dans le foie cardiaque ? Les conclusions des auteurs qui ont le mieux étudié la question (Brouardel, Rendu, Parmentier), sont catégoriques : il y a ici également abaissement du taux de l'urée. Mais cette hypoazoturie est très loin de présenter les mêmes caractères que celle des cancéreux hépatiques.

D'abord, elle est toujours beaucoup moins prononcée ; les chiffres habituels, nous ne parlons que des malades soumis au régime lacté, sont de 12 à 20 grammes par jour ; chez ceux auxquels, dans l'intervalle des attaques asystoliques, on permet une alimentation plus complète, le taux de l'urée peut même être normal. Nous n'avons jamais observé, ni vu signalée une hypoazoturie extrême (4, 2, 1, gr.) comparable à celle des cancérohépatiques.

(1) Hanot. — Etud. sur malad. du foie. — Chauffard, Traite de médecine, p. 966.

Mais là n'est point toute la différence : un autre caractère de l'uréogénie du foie cardiaque est sa variabilité. Dans la cachexie cardiaque l'urée diminue surtout au moment des crises d'asystolie (Rendu) et se relève au contraire facilement lorsque, par un traitement, approprié, on détermine chez le malade diurétique. Ce parallélisme entre l'urine et l'urée ne manque pas chez les cardiohépatiques et la facilité plus ou moins grande avec la laquelle on peut produire chez eux la double chasse urinaire et uréique, mesure en quelque sorte la gravité du pronostic.

OBSERVATION XI

Foie cardiaque, cachexie, dosage de l'urée

Varoq..., 58 ans, salle Magendie, n° 28, service de M. Hanot. Artériosclérose, myocardite, attaques d'asystolie répétées depuis six mois, œdême des membres inférieurs, des bourses et de l'hypogastre. Peu d'ascite, gros foie dur. lisse, débordant de trois travers de doigt, douloureux. Congestion pulmonaire aux deux bases. Teint pâle, terreux, cachectique, appétit médiocre, constipation, amaigrissement.

Urines : habituellement rares, foncées, uratiques, alb. légère, intermittente. Diurêse assez facile par la teinture de digitale et la lactose.

Dosage de l'urée : L'urée a été dosée pendant

8 jours consécutifs, avant, pendant et après le traitement diurètique ; l'alimentation étant réduite au régime lacté intégral (1).

		Urines	Urée
6 sept.	....	480 gr.	11
7 »	teint. digit. : XV gouttes	800...	12.4
8 »	....	2250...	22.75
9 »	....	3000...	12.25
10 »	.... (lactose : 100 gr.)..	1780...	13.50
11 »	.... » ..	900...	8.80
12 »	.... » ..	3000...	19.23
13 »	.... » ..	1500...	9.35

Nous voyons donc que le chiffre de l'urée reste assez élevé, étant donné que le malade ne prend que du lait, et que l'élimination azoturique subit de faciles décharges sous l'influence de la diurèse.

---

(1) Ces dosages ont été faits par M. H. Meunier, interne du service.

OBSERVATION XII

Foie cardiaque. — Dosage de l'urée

Lefèv..., 60 ans, salle Grisolle, n° 21, service de M. Hanot.

Insuffisance et rétrécissement mitral, attaque d'asystolie récente, calmée par la macération de digitale. Dyspnée cardiaque, râles bibasiques, pas d'œdème ni d'ascite. Appétit conservé, constipation. Amaigrissement, teint terreux. Urines peu foncées, à peine sédimenteuses, pas d'albumine.

Dosage de l'urée. — L'urée a été dosée pendant une période d'accalmie cardiaque, la malade étant soumise à un léger traitement diabétique (lactose) et prenant deux degrés d'alimentation avec du lait comme boisson.

	Urines	Urée
10 Sept.	1120 gr.	17 gr.
11 —	1050 gr.	16 gr.
12 —	620 gr.	10 gr. 62
13 —	1200 gr.	19 gr. 98

OBSERVATION XIII

Foie cardiaque. — Dosage de l'urée

Courb..., 67 ans, salle Nélaton, n° 7, service de M. Merklen.

Artériosclérose, myocardite scléreuse, arythmie extrême, pas de souffles appréciables, pouls petit, irrégulier ; congestion des bases ; amaigrissement et teint cachectiques, peu d'œdème. Foie gros, dur, lisse, douloureux, débordant de 4 travers de doigt.

Urines : claires, troubles, pas d'albumine.

Dosage de l'urée : L'urée a été dosée pendant que la malade était depuis plusieurs jours au régime lacté absolu.

La quantité d'urée rendue en 24 heures était de 10 gr. 20 pour 1600 grammes d'urine.

Nous voyons que dans les trois observations précédentes, qui se rapportent à trois cas typiques de cachexie cardiohépatique, le taux de l'urée n'est pas descendu au-dessous de 9 grammes ; chez les deux malades soumis au régime lacté absolu (obs. XI et XIII) l'urée des 24 heures s'est chiffrée par 9, 10 et 11 grammes, s'élevant chez l'un d'eux (obs. XII) à 12, 19, 22 gr., sous l'influence du traitement diurétique ; dans la troisième observation, où la malade prenait une alimentation plus complète (2e degré), la moyenne de l'élimination uréique a été de 15 g. 82.

B) *Albumine.* — « Dans le cancer du foie, nous disent MM. Hanot et Gilbert. les urines ne renferment pas d'albumine. » Telle est également l'opinion de M. Chauffard, qui en fait un des signes négatifs importants pour le diagnostic du cancer massif.

Nous avons passé en revue un assez grand nombre d'observations de cancers hépatiques tant primitifs que secondaires, et nous avons reconnu en effet que l'albuminurie n'y était signalée que très rarement. Sur 16 observations dans lesquelles l'albumine a été recherchée, nous n'en avons trouvé que trois où cette recherche a été positive, et encore l'une d'elles se rapporte à un cancer du foie secondaire à un cancer du rein ; les deux autres concernent un cancer massif et un cancer primitif avec cinhose (1).

Nous pouvons donc considérer l'absence d'albumine comme étant la règle dans le cancer du foie.

Dans le foie cardiaque, au contraire, l'albumine, tout en étant pas très abondante, est extrêmement fréquente : elle existe en tous cas lorsqu'il y a hydropisie (Parmentier).

Nous voici donc en possession d'un nouvel élément de diagnostic, facile à rechercher et utilisable dans bien des cas douteux ; il résulte de ce que nous venons de dire que la présence de l'albumine aura seule une valeur (en faveur du foie cardiaque), son absence pouvant se rapporter aussi bien au cancer hépatique qu'au foie cardiaque.

Toxicité urinaire. — Les recherches récentes, inaugurées par M. Bouchard, sur la toxicité urinaire dans les maladies, ont appris que les urines des malades atteints d'insuffisance hépatique étaient en général hypertoxiques, pourvu toutefois que le rein soit respecté. Surmont (2) a repris ces recherches et

(1) Obs. VII et XVII, M. Hanot et Gilbert. Etudes sur les maladies du foie.

(2) Surmont. Arch. gén. de méd. 1892.

a éprouvé la toxicité des urines dans un grand nombre de maladies du foie. Parmi ses nombreuses observations, nous en avons relevé plusieurs se rapportant au cancer du foie et une seule, malheureusement, concernant une cachexie cardio-hépatique.

Dans le cancer, Surmont a toujours trouvé une hypertoxicité notable, qu'il rapporte à l'altération profonde, anatomique et physiologique, de la cellule hépatique, devenue incapable de détruire les toxines d'origine intestinale ; peut-être y a-t-il en outre, élaboration dans le tissu néoplatique de poisons cellulaires qui viendraient s'ajouter à ceux de l'organisme normal.

Dans le cas unique de foie cardiaque, étudié par Surmont, il s'agissait d'une femme atteinte d'insuffisance mitrale avec foie énorme, météorisme, légère ascite et urobilinurie. Cinq expériences ont été faites et ont toutes donné des résultats comparables : le coéficient urotoxique était très faible (0,245), indiquant une diminution notable de la toxicité urinaire ; cette hypotoxicité ne s'explique guère, étant donné que les reins paraissaient indemnes (il n'y avait pas d'albumine) ; aussi ne retiendrons-nous que le fait, sans nous aventurer dans des hypothèses, et nous contenterons-nous de la conclusion de Surmont : « Hypertoxicité urinaire dans le cancer du foie ; toxicité normale ou diminuée dans le foie cardiaque. »

En résumé, l'urologie fournit à notre diagnostic de précieux éléments, et, si nous réservons, comme étant un peu compliquée, l'analyse de la toxicite urinaire, nous retiendrons, par contre, pour la clinique, la recherche si facile de l'urée et de l'albumine, et leur importante signification : Hypoazoturie extrême et persistante, absence d'albumine sont le fait du foie cancéreux ; — hypoazoturie modérée et capricieuse, albuminurie relèvent d'une cachexie cardio-hépatique.

SANG

Toute cachexie entraîne avec elle des modifications dans la composition du sang et ces altérations témoignent toujours d'un degré plus ou moins marqué d'anémie.

Il était vraisemblable *a priori* que ces adultérations hématiques pouvaient, dans les deux types de cachexie qui nous occupent, cardiohépatique et cancéreuse, se montrer avec des caractères différents, puisqu'elles relevaient elles-mêmes de causes multiples, de lésions différentes d'un des principaux organes hématopoiétiques.

Nous avons donc cherché les documents publiés jusqu'ici sur ce point de l'hématologie hépatique et nous leur avons reconnu une certaine valeur, bien qu'ils fussent très peu nombreux.

Pour ce qui est du cancer, il est aujourd'hui bien établi que les néoplasies sont une des causes les plus importantes de l'anémie dite symptomatique et nombre d'auteurs ont signalé le degré extrême auquel pouvait atteindre la déglobulisation dans la cachexie cancéreuse. Les examens de sang fournis par M. le Professeur Hayem dans son livre sur *Le Sang*, ne concernent pas, il est vrai, des cas de cancers hépatiques ; mais les caractères qu'il reconnaît à l'anémie cancéreuse sont tellement constants, quelque soit le siège du néoplasme, que nous ne croyons pas téméraire de les appliquer au cancer du foie ; ils se trouvent du reste en pleine conformité avec les résultats de l'analyse publiée dans une observation d'Hartmann (1).

L'anémie du cancer est caractérisée par des altérations quantitatives et qualitatives des globules rouges et des globules blancs. Le nombre des globules rouges diminue dès le début et descend rapidement à des chiffres assez bas : 2,000,000, 1,000,000, 600,000 ; les déformations globulaires sont fréquentes et très-prononcées ; le disque des hématies est diffluent, et présente souvent les formes poikilocytosiques, (état crénelé, mûriforme, raquettes) ou des dimensions anormales, (globules géants, globules nains). L'hémoglobine est toujours très diminuée et cet abaissement de la richesse globulaire, plus prononcé encore que celui du chiffre des globules, fait tomber la valeur globulaire à des chiffres tels que : 0,60 ; 0,56 ; 0,42 ; o,39 (2).

(1) Obs. VIII (Hartmann), in Hanot et Gilbbert, *loc. cit.* : nombre de globules : 600,000.
(2) Hayem. *Du Sang*, pages 957, 958 ; obs. 3, 4 et 5.

Notons enfin comme signe important de l'anémie cancéreuse l'augmentution des globules blancs : cette leucocytose, précoce et quelquefois considérable, est d'apres Hayem, un bon signe de cachexie néoplasique.

En opposition à ce tableau hématologique, que trouvons-nous dans le sang des cachectiques cardio-hépatiques ? Ici les documents sont des plus pauvres et se réduisent à l'indication de Parmentier, signalée plus haut.

Cette donnée ne nous renseigne qu'insuffisamment sur l'état du sang chez les cardio-hépatiques, car elle ne tient pas compte de la richesse ni de la valeur globulaires, qui sont, comme l'a démontré M. Hayem, les véritables éléments d'appréciation dans l'estimation d'une anémie. Aussi avons-nous cherché un complément d'information dans nos propres observations : les analyses que M. H. Meunier, interne à l'hôpital St-Antoine, a bien voulu nous faire du sang de trois de nos malades, nous ont montré que ces recherches n'étaient point inutiles.

OBSERVATION XI (bis). — Varoq.... salle Magendie, n° 28.

Foie cardiaque, cachexie

N : 4.805.000
R : 3.900.000

G : 0.81
B : 6200

Pas d'altérations morphologiques des hématies.

OBSERVATION XII (bis). — Lef.... salle Grisolle, n° 21.

Foie cardiaque, cachexie

N : 4.911.000
R : 3.508.000
G : 0.71
B : 6200

OBSERVATION XIII (bis). — Courb.... salle Nélaton, n° 7,

Foie cardiaque, cachexie

N : 3.906.000
R : 2.780.000
G : 0.70
B : 6045

Quelques globules plissés (dans le liquide A); pas d'hématies crénelées, ni en raquette.

OBSERVATION XIV. — Z.... salle Litré, n° 11.

Foie cardiaque, cachexie

N : 5.115.000
R : 3.650.000
G : 0.71
B : 7285

Les analyses précédentes sont assez comparables entre elles pour constituer, malgré leur petit nombre, une donnée que nous ne voulons pas négliger. Elles nous montrent que les altérations du sang chez les cachectiques cardiohépatiques ne sont pas très prononcées, et en admettant même que le nombre des globules puisse tomber, comme l'indique Parmentier, à 3.000.000 ou 2.000.000, nous voyons que ces chiffres restent encore supérieurs à ceux fournis par M. Hayem, pour la déglobulisation des cancéreux. La différence est encore plus manifeste, si on compare les chiffres obtenus de part et d'autre pour la richesse globulaire : tandis que dans les anémies cancéreuses, l'appauvrissement en hémoglobine fait descendre la valeur globulaire à un chiffre voisin de 0,50, nous voyons que chez nos cardrohépatiques, ce chiffre reste relativement assez élevé, puisque nous l'avons trouvé égal à 0,81, 0,70 et 0,71.

Retenons également, sans y attacher du reste une importance excessive, faute d'observations suffisantes, que les altérations morphologiques des globules rouges, si fréquentes et si remarquables dans le sang des cancéreux, paraissent manquer dans le sang des cardiohépatiques ; leur absence est tout au moins signalée dans les examens qui nous ont été communiqués.

Reste un dernier signe différentiel, invoqué par M. Hanot et par Parmentier, et qui doit être tenu en sérieuse considération, c'est la teneur du sang en globules blancs. « Toute tumeur, dit M. Hayem, qui indépendamment de complication inflammatoire ou suppurative, s'accompagne d'une augmentation du nombre des globules blancs est une tumeur cancéreuse ». En opposition à cette leucocytose néoplasique, nous voyons que dans nos cas de foies cardiaques cachectiques, le chiffre des globules blancs est resté normal, ou à peine augmenté : 6,200, 6,045, 7,285 ; on saura donc tenir compte de cet élément diagnostic, dans les cas douteux, en attribuant surtout de l'importance en faveur du cancer aux cas où l'on trouverait une leucocytose prononcée, en l'absence de complications inflammatoires.

En résumé, l'examen du sang fournit au diagnostic du foie cardiaque et du cancer du foie les signes de présomption suivante :

En faveur du cancer : diminution très marquée du nombre des globules blancs et de la richesse hémoglobinique ; altérations morphologiques des hématies ; leucocytose.

En faveur du foie cardiaque : diminution modérée du nombre des globules rouges ; valeur globulaire relativement élevée ; pas de leucocytose.

CHAPITRE IV

Nous voulons pour terminer, en opposant les formes cliniques des cancers du foie à celle des foies cardiaques, indiquer dans quels cas se pose le plus habituellement, en clinique, le diagnostic que nous étudions.

Quand l'asystolie hépatique amène à la cachexie, le foie se présente sous deux aspects, il est gros ou bien normal ou même petit. Dans le premier cas il n'y a généralement pas d'ascite, dans le second au contraire l'ascite est la règle (Cirrhose cardiaque) (1).

Un foie gros, souvent très gros, sans ascite, accompagné d'une cachexie plus ou moins accentuée, voilà de quoi faire songer au cancer massif tout d'abord. Le fait est d'autant plus vraisemblable que souvent le traitement de l'affection cardiaque dont l'effet est si remarquable dans les gros foies au cours de l'attaque d'asystolie, ne donne dans ces cas où les lésions sont complexes (alcoolisme, cholélithiase, etc. etc.) que des résultats très incomplets et très lents.

Il est rare, cependant, d'observer alors des signes de déchéance physique, aussi accentués que chez les cancéreux ; le souvenir d'un accès asystolique antérieur, point de départ de l'affection actuelle, le dia-

(1) Thèse de doctorat de Parmentier.

gnostic certain d'une affection cardiaque, les phases de régressions possibles dans le foie cardiaque, inconnues dans le cancer massif, la constatation de la plupart des symptômes différentiels que nous avons signalés au chapitre précédent. Tous ces faits groupés en faisceaux doivent entraîner la conviction.

Le gros foie cardiaque avec cachexie, dur, lisse, ne rappelle que de loin le cancer nodulaire primitif ou secondaire, dont les masses noueuses, marronnées, sont hebituellement faciles à reconnaître à la palpation. L'erreur de diagnostic n'a été faite que dans une de nos observations ; dans une seconde, l'hésitation a cédé après la paracentèse de l'abdomen. Nous n'avons donc pas à insister davantage sur ce diagnostic différentiel.

Quand le foie cardiaque avec cachexie est normal ou petit, il s'accompagne le plus souvent d'ascite ; la déchéance physique est d'habitude plus accentuée que dans le cas précédent, et cette variété rappelle de très près la cirrhose avec adénome, la dernière variété de cancer qu'il nous reste à étudier. En fait, c'est ici que le diagnostic a été le plus souvent erroné : c'est ce qu'il ressort des observations que nous rapportons plus haut.

Il est certain que dans ces deux cas, la plupart des symptômes physiques et fonctionnels ont beaucoup d'analogie : — Foie petit, dilatation des veines sous-cutanées abdominales, ascite, troubles de l'appétit, etc., etc. Le symptôme remarquable, indiqué par M. Hanot, l'accroissement progressif du volume du foie manque dans le cancer avec cirrhose.

Il ne reste guère, croyons-nous, pour le clinicien, que les renseignements tirés des antécédents du malade ; que les symptômes fournis par l'examen des urines et du sang. Nous n'avons pas l'intention de les répéter ici ; ils devront être recherchés dans les cas douteux. Nous ajouterons, en outre, que l'existence d'une lésion cardiaque devra être d'un grand poids en faveur de la cirrhose cardiaque beaucoup plus fréquente que le cancer avec cirrhose.

Il nous reste enfin à dire un mot des cas dans lesquels l'asystolie hépatique coexiste avec un autre cancer de l'abdomen. Le diagnostic ici est délicat (v. obs. VIII). Le clinicien tend à rattacher naturellement l'ensemble du tableau morbide à une seule affection. Quand le cancer abdominal n'amène que peu de troubles fonctionnels, en l'absence de symptômes certains, par exemple d'une lésion stomacale cancéreuse (vomissements pyloriques, hématémèses répétées), les difficultés augmentent. La cachexie cancéreuse existe ici avec les caractères habituels, moins rapide sans doute que dans le cancer du foie ; mais c'est là, en clinique, un élément très difficile à apprécier.

Les meilleurs renseignements seront fournis, croyons-nous, par le traitement de l'affection cardiaque ; une régression de foie nettement constatée, suffira à faire affirmer qu'on ne se trouve pas en présence de la carcinose hépatique primitive ou secondaire.

Quelle que soit la valeur différentielle de certains symptômes que nous avons étudiés au chapitre précédent, nous voulons, à la fin de ce travail, faire remarquer qu'il convient de n'attribuer à l'un d'eux pris isolément, qu'une valeur relative.

La clinique ici comme ailleurs, ne saurait malheureusement supporter de règle absolue. C'est de leur ensemble surtout que se dégagera la correction. Aussi l'examen total du malade, étude approfondie des antécédents, évolution des faits, régressions possibles, durée et marche de l'affection, renseignements tirés de l'examen de tous les organes, état général, facies : toutes ces données rassemblées avec soin et coordonnées, doivent suffire dans la majorité des cas à faire établir un diagnostic et un pronostic précis.

C'est la conclusion à laquelle arrive notre maître M. Hanot dans la clinique dont nous avons parlé plus haut.

CONCLUSIONS

Le diagnostic différentiel des cancers du foie et des foies cardiaques se pose assez souvent en clinique ; le cancer avec cirrhose est la cause la plus fréquente de l'erreur.

En faveur du cancer nous trouvons l'anorexie absolue, l'acholie pigmentaire, l'hypertrophie rapide et progressive du foie, la diminution extrême et persistante de l'urée, l'absence d'albuminurie, l'hypertoxicité urinaire, la déglobulisation très intense, l'abaissement de la valeur hémoglobinique des hématies, la leucocytose.

Dans le foie cardiaque au contraire, l'urée est diminuée, mais son taux n'atteint pas les chiffres extrêmes observés chez les cancéreux, le traitement de l'affection cardiaque peut amener de véritables décharges azoturiques; l'albuminurie est la règle ; le nombre des globules rouges s'abaisse rarement au dessous de 2,500,000, la teneur hémoglobinique des hématies se rapproche de la normale, le nombre des leucocytes n'est pas accru.

La réunion de ces symptômes, jointe à l'étude des antécédents, à la marche différente des deux affections, à l'examen complet de tous les appareils permettra le plus souvent d'arriver à un diagnostic précis. Cependant dans certaines circonstances rarement observées,il y a coexistence d'un cancer viscéral latent, avec une asystolie hépatique : on devra songer à la possibilité de ces lésions complexes, d'un diagnostic toujours très délicat.

BIBLIOGRAPHIE

Parmentier. — Du foie cardiaque, th. 1890.

Hanot et Gilbert. — Etudes sur les maladies du foie 1888.

Chauffard. — Traité de Médecine, articles : congestion hépatique, cancer du foie.

Reboul. — Cancer secondaire du foie. — Bull. soc. anat. 1887.

Philippe. — Cancer primitif du foie avec cirrhose. — Bull. soc. anat. 1893.

Brouardel.— L'urée et le foie, in Archiv. de physiologie, 1876.

Rendu. — Article foie du dictionnaire encyclopédique.

Gilbert. — Du cancer massif du foie, th. Paris 1886.

Rauzier. — L'urée dans le cancer, th. Montpellier 1889.

Derignac et Gilbert. — Cancer adénoïde du foie. Gaz. méd. Paris 1884.

Hanot. — Cancer pseudofluctuant. Sem. méd. 1893,

id. — Troubles de l'appétit dans le cancer de l'estomac et dans le cancer du foie. Archiv. gén. méd. 1893.

id. — Du foie cardiaque, sem. méd. 1894.

Surmont. — Toxicité urinaire dans les maladies du foie. Arch. génér. médic. 1892.

Henri JOUVE, impr., 15, rue Racine, Paris.

IMPRIMERIE DE LA FACULTÉ DE MÉDECINE
HENRI JOUVE
RUE RACINE, 15 — PARIS

BIBLIOTHEQUE NATIONALE DE FRANCE
3 7531 02944861 1

www.ingramcontent.com/pod-product-compliance
Ingram Content Group UK Ltd.
Pitfield, Milton Keynes, MK11 3LW, UK
UKHW020324220726
13923UKWH00003B/1349